BEI GRIN MACHT SICH IHR WISSEN BEZAHLT

- Wir veröffentlichen Ihre Hausarbeit,
  Bachelor- und Masterarbeit

- Ihr eigenes eBook und Buch -
  weltweit in allen wichtigen Shops

- Verdienen Sie an jedem Verkauf

Jetzt bei www.GRIN.com hochladen und kostenlos publizieren

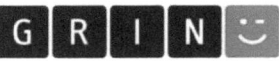

Betriebliches Gesundheitsmanagement im Krankenhaus. Wie Pflegekräfte zum Nichtrauchen motiviert werden

Linda Bödefeld

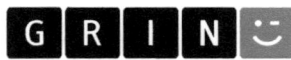

Bibliografische Information der Deutschen Nationalbibliothek:

Die Deutsche Nationalbibliothek verzeichnet diese Publikation in der Deutschen Nationalbibliografie; detaillierte bibliografische Daten sind im Internet über http://dnb.d-nb.de abrufbar.

ISBN: 9783346507563
Dieses Buch ist auch als E-Book erhältlich.

Druck und Bindung: Books on Demand GmbH, Norderstedt Germany
Gedruckt auf säurefreiem Papier aus verantwortungsvollen Quellen

Das vorliegende Werk wurde sorgfältig erarbeitet. Dennoch übernehmen Autoren und Verlag für die Richtigkeit von Angaben, Hinweisen, Links und Ratschlägen sowie eventuelle Druckfehler keine Haftung.

Das Buch bei GRIN: https://www.grin.com/document/1134861

FOM Hochschule für Oekonomie & Management

Standort Köln

Hausarbeit

Fachbereich Gesundheit und Soziales

Studiengang: Gesundheitspsychologie & Medizinpädagogik

Bachelor of Arts

Betriebliche Gesundheitsmanagement im Krankenhaus – wie Pflegekräfte zum Nichtrauchen motiviert werden

Fach: Wissenschaftliche Methoden - Qualitativ
Autorin: Linda Bödefeld

Abgabedatum: 28.02.2020

Inhaltsverzeichnis

Abkürzungsverzeichnis

Betriebliches Gesundheitsmanagement = BGM

1 Einleitung

Seit einigen Jahren ist das betriebliche Gesundheitsmanagement in vielen Krankenhäusern fest verankert. Denn das dort tätige Pflegepersonal, sowie das Setting Krankenhaus sind in der heutigen Zeit verschiedenen Herausforderungen ausgesetzt. Zurückzuführen ist dies auf die Folgen des Fachkräftemangels, dem steigendem Kostendruck und dem demographischen Wandel. Die Mitarbeiter*innen von Gesundheitseinrichtungen geraten somit immer mehr unter Stress in ihrem beruflichen Alltag. Immerhin 31% in der Krankenpflege und 41% der Altenpfleger*innen greifen täglich zur Zigarette, um den Stress kurzzeitig zu kompensieren.[1] Somit rauchen Pflegekräfte häufiger als der Durchschnitt der Bevölkerung.[2] Oft ist die Raucherpause die einzige mögliche Auszeit, die sich an einem Arbeitstag bietet. Der Weg vom Nichtraucher über das Passivrauchen und der Entwicklung zum aktiven Raucher ist somit vorprogrammiert.[3] Dabei setzt gerade eine Berufsgruppe, deren Aufgabe es ist Menschen zu pflegen und gesund zu halten, ihre eigene Gesundheit wegen Überlastung und Stress am Arbeitsplatz aufs Spiel.[4]

1.1 Relevanz

Mit dieser Forschungsarbeit soll der Zusammenhang von Rauchen und Stress aufgezeigt werden und wie die Arbeitsbedingungen durch das betriebliche Gesundheitsmanagement verbessert werden kann. Immerhin stellen 53% der Pflegekräfte einen Zusammenhang

---

[1] Vgl. *https://www.hcm-magazin.de/spielen-pflegekraefte-mit-ihrer-gesundheit/150/10739/297220*, Zugriff am 20.01.2020

[2] Vgl. *https://www.aerztezeitung.de/Wirtschaft/Rauchen-ist-das-Laster-der-Pflegekraefte-253401.html*, Zugriff am 20.01.2020

[3] Vgl. *https://www.hcm-magazin.de/spielen-pflegekraefte-mit-ihrer-gesundheit/150/10739/297220*, Zugriff am 20.01.2020

[4] Vgl. *https://www.hcm-magazin.de/spielen-pflegekraefte-mit-ihrer-gesundheit/150/10739/297220*, Zugriff am 20.01.2020

zwischen Beruf und Rauchen her.[5] Rauchende Mitarbeiter*innen verbringen im Schnitt eine Schicht pro Woche wegen des Rauchens vor der Tür, Zeit die von den Kollegen*innen aufgefangen werden muss.[6] Die Schädigung des Rauchens wird trotz umfassendem Hintergrundwissen billigend in Kauf genommen.[7]

1.2 Forschungsziel

Ziel dieser Forschungsarbeit „Betriebliches Gesundheitsmanagement im Krankenhaus- wie Pflegekräfte zum Nichtrauchen motiviert werden" ist es Ansätze zu finden, wie Gesundheits- und Präventionsmaßnahmen, besonders im Hinblick auf Stresssituationen und das Rauchen implementiert werden können und einen bewussten Umgang mit der eigenen Gesundheit zu schaffen. Dazu zählen als Primäres Ziel die Verhinderung von Neueinsteigenden und die Reduktion der Zahl rauchender Mitarbeiter*innen in Pflegeberufen. Sekundär soll ein gesundheitsbewusster Lebensstil gefördert werden, auf dessen Basis ein neues, zielgruppenspezifisches Konzept entwickelt und die Wirksamkeit überprüft wird.

Während des Projekts wird den Mitarbeiter*innen mehrfach ein individuelles Beratungsgespräch durch die Projektdurchführenden angeboten. Die gesamte Belegschaft wird zum Thema Stress, Burn Out und Maßnahmen zur Stressbewältigung geschult. Um für den Praxisalltag umfassende Anregungen zur Prävention zu erhalten, auch hinsichtlich eines gesunden Lebensstils. Zudem besteht für Raucher die Möglichkeit die Suchtberatungsstelle der Stadt Köln zu nutzen, um anschließend an einer Tabakentwöhnungskur im Rahmen des Projekts teilzunehmen. Motive und Beweggründe der Tabakabhängigkeit werden hier genauer betrachtet, um ein Verständnis für rauchende Personen zu entwickeln. Letztlich wird dazu

---

[5] Vgl. *https://www.aerztezeitung.de/Wirtschaft/Rauchen-ist-das-Laster-der-Pflegekraefte-253401.html, Zugriff am 20.01.2020*

[6] Vgl. *https://www.aerztezeitung.de/Wirtschaft/Rauchen-ist-das-Laster-der-Pflegekraefte-253401.html, Zugriff am 20.01.2020*

[7] Vgl. *https://www.aerztezeitung.de/Wirtschaft/Rauchen-ist-das-Laster-der-Pflegekraefte-253401.html, Zugriff am 20.01.2020*

angeregt, dass eigene Rauchverhalten kritisch zu prüfen, um an der eigenen Rauchentwöhnung zu arbeiten.

1.3   Literaturdarlegung

Für die Erarbeitung dieser Forschungsskizze erfolgt die Recherche in der ZBmed Köln, Literaturrecherche aus Fachzeitschriften, Material der Bundeszentrale für Gesundheitliche Aufklärung, Fachbüchern sowie dem Internet über Schlüsselwortsuche auf Pubmed und Google Scholar.

Die Ergebnisse wurden dann, anhand ihrer Zusammenfassungen, bezogen auf ihre Relevanz für diese Arbeit, ausgewählt.

2. Allgemeiner Forschungsstand

2.1 Rauchen als Sucht

In den letzten Jahren ist der Anteil rauchender Personen in Deutschland zwar rückläufig, liegt mit 28% aber weit über dem europäischen Durchschnitt.[8] Eine repräsentative Umfrage aus dem Jahr 2018 ergab, dass 32% der Männer und jede vierte Frau (25%) raucht.[9] Besonders häufig rauchen junge Erwachsene (35%) im Alter zwischen 18- und 25 Jahren. Nur die Mitdreißiger greifen häufiger zum Glimmstängel.[10] Das Risiko für Krebserkrankungen, im besonderen Lungenkrebs, Magen-und Darmgeschwüren und chronischen Lungenerkrankungen wie COPD und Herz-Kreislauf-Erkrankungen steigt

---

[8] Vgl. https://www.welt.de/gesundheit/article175163203/Noch-immer-rauchen-28-Prozent-der-Deutschen.html, Zugriff am 20.02.2020

[9] Vgl. https://www.welt.de/gesundheit/article175163203/Noch-immer-rauchen-28-Prozent-der-Deutschen.html, Zugriff am 20.02.2020

[10] Vgl. https://www.welt.de/gesundheit/article175163203/Noch-immer-rauchen-28-Prozent-der-Deutschen.html, Zugriff am 20.02.2020

aufgrund des Rauchens.[11] Alleine durch die Folgen des Tabakkonsums, kommt es in Deutschland, jährlich zu etwa 110.000 Todesfällen.[12] Europaweit sind es sogar 700.000 Todesopfer durch das Rauchen.[13] Laut der Deutschen Hauptstelle für Suchtfragen e.V. (DHS), gehen durch Tabakprävention und Kampagnen gegen das Rauchen, sowie durch Aufklärung über die Folge des Rauchens, die Zahlen der Konsumenten zurück. Die Zahlen belegen jedoch auch, dass die Aufklärung und Unterstützung beim Aufhören noch stärker ausgebaut werden muss.[14]

Sieht man das Rauchen aus Sicht der Suchterkrankung, ist erstmal festzulegen, dass Nikotin nicht nur eine anregende Droge ist. Im Vergleich zu anderen Suchtmitteln kann beim Rauchen paradoxerweise eine anregende Wirkung als auch die Entspannung empfunden werden.[15] Geistige und körperliche Verfassung des Rauchers, sowie die Situation in der er sich befindet und zum Glimmstängel greift, haben einen großen Einfluss auf die psychologische Wahrung einer bestimmten Zigarette. Vielen Personen fällt es schwer mit dem Rauchen aufzuhören, was auch die niedrigen Erfolgsquoten bei der Entwöhnung widerspiegeln. Gerade einmal 3% der Abhängigen gelingt über

---

[11] Vgl. https://www.sueddeutsche.de/gesundheit/krank-durch-zigaretten-zerstoerte-lungen-kaputte-zaehne-1.1736203, Zugriff am 20.02.2020

[12] Vgl. https://www.feelok.de/de_DE/jugendliche/themen/tabak/interessante_themen/gesundheit_folgeschaeden/leben_und_tod/tote-tabak-deutschland.cfm, Zugriff am 20.02.2020

[13] Vgl. https://www.feelok.de/de_DE/jugendliche/themen/tabak/interessante_themen/gesundheit_folgeschaeden/leben_und_tod/tote-tabak-deutschland.cfm, Zugriff am 20.02.2020

[14] Vgl. https://www.dhs.de/fileadmin/user_upload/pdf/news/PM_Weltnichtrauchertag.pdf, Zugriff am 20.02.2020

[15] Vg. https://www.dkfz.de/de/rauchertelefon/download/Die_Rauchersprechstunde_4_Auflage.pdf, Zugriff am 20.02.2020

Spontanentschluss die langfristige Abstinenz.[16] Jeder 5te Teilnehmer eines Rauchentwöhnungsprogramms ist nach einem Jahr noch nicht Nichtraucher.[17] Häufig werden die Programmteilnehmer kurz nach dem Behandlungsende rückfällig und schaffen den endgültigen Ausstieg aus der Sucht erst nach mehreren Versuchen aufzuhören.[18]

2.2 Rauchen im Pflegeberuf

Rauchen ist das Laster der Pflege, viele Raucher sind im medizinischen Sektor anzutreffen.[19] Pflegekräfte rauchen häufiger als der Durchschnitt der Bevölkerung.[20] Laut des Tabak Reports 2015 der Weltgesundheitsorganisation (WHO), liegt der Raucheranteil bei 31% in der Krankenpflege und sogar bei 41% in der Altenpflege.[21] Besonders problematisch, wenn man neben dem gesundheitlichen Risiko einmal an die Vorbildfunktion der Pfleger und Pflegerinnen denkt. Schließlich raucht jede dritte Pflegkraft in Deutschland bis zu einer Schachtel Zigaretten während der Arbeit. Etwa

---

[16] *Vgl.*
   https://www.dkfz.de/de/rauchertelefon/download/Die_Rauchersprechstunde_4_Aufl age.pdf, Zugriff am 24.02.2020

[17] *Vgl.*
   https://www.dkfz.de/de/rauchertelefon/download/Die_Rauchersprechstunde_4_Aufl age.pdf, Zugriff am 24.02.2020

[18] *Vgl.*
   https://www.dkfz.de/de/rauchertelefon/download/Die_Rauchersprechstunde_4_Aufl age.pdf, Zugriff am 24.02.2020

[19] *Vgl. https://www.aerztezeitung.de/Wirtschaft/Rauchen-ist-das-Laster-der-Pflegekraefte-253401.html, Zugriff am 20.02.2020*

[20] *Vgl. https://www.aerztezeitung.de/Wirtschaft/Rauchen-ist-das-Laster-der-Pflegekraefte-253401.html, Zugriff am 20.02.2020*

[21] *Vgl. https://www.hcm-magazin.de/spielen-pflegekraefte-mit-ihrer-gesundheit/150/10739/297220, Zugriff am 20.02.2020*

jeder Vierte, 28% der Mitarbeiter*innen geben Stress als Grund dafür an.[22] Der Gang von Station runter in den Raucherpavillon bietet für die Pflegekräfte oft die einzige Chance ein paar Minuten runterzukommen, sich zu setzen und die Belastung auf Station kurzzeitig zu vergessen.[23] Durchschnittlich raucht eine Pflegekraft an ihrem Arbeitstag 19 Zigaretten, rechnet man dies hoch, verbringt ein*e rauchende*r Mitarbeiter im Schnitt eine Schicht je Woche wegen des Rauchens nicht auf Station.[24] Aufgrund der medizinischen Ausbildung ist davon auszugehen, dass das Personal von der Schädigung die vom Rauchen ausgeht Kenntnis hat. Doch viele Mitarbeiter*innen machen sich um die Spätfolgen keine Gedanken.[25] Lediglich 39% schätzen korrekt ein, dass die Schadstoffe, die bei der Tabakverbrennung entstehen Gesundheitsrisiken auslösen.[26] Doch trotzdem hat über die Hälfte der rauchenden Mitarbeiter*innen im Krankenhaus (57%) noch nie versucht mit dem Rauchen aufzuhören oder auf risikoreduzierte Produkte wie E-Zigaretten umzusteigen.[27]

---

[22] *Vgl. https://www.aerztezeitung.de/Wirtschaft/Rauchen-ist-das-Laster-der-Pflegekraefte-253401.html, Zugriff am 20.02.2020*

[23] *Vgl. https://www.aerztezeitung.de/Wirtschaft/Rauchen-ist-das-Laster-der-Pflegekraefte-253401.html, Zugriff am 20.02.2020*

[24] *Vgl. https://www.aerztezeitung.de/Wirtschaft/Rauchen-ist-das-Laster-der-Pflegekraefte-253401.html, Zugriff am 20.02.2020*

[25] *Vgl. https://www.aerztezeitung.de/Wirtschaft/Rauchen-ist-das-Laster-der-Pflegekraefte-253401.html, Zugriff am 20.02.2020*

[26] *Vgl. https://www.aerztezeitung.de/Wirtschaft/Rauchen-ist-das-Laster-der-Pflegekraefte-253401.html, Zugriff am 20.02.2020*

[27] *Vgl. https://www.aerztezeitung.de/Wirtschaft/Rauchen-ist-das-Laster-der-Pflegekraefte-253401.html, Zugriff am 20.02.2020*

2.3 Stress im Arbeitsalltag

Stress ist zu einem der größten Gesundheitsrisiken in der heutigen Arbeitswelt geworden.[28] Unter Stress versteht man eine Aktivierungsreaktion des gesamten Organismus mit seiner aktuellen Belastbarkeit, seinen Erfahrungen, seinen Motiven und Denkmustern auf Stressoren, also auf alles was individuell als Anforderung, als Bedrohung oder als Schaden bewertet wird.[29] Prinzipiell kann jede Situation Stress auslösen. Für die Wahrnehmung von Stress sind die Stressoren entscheidend. Dies sind innere und äußere Anforderungen, die der Situation zu gesprochen werden oder an eine Person herangetragen werden. Sprich Stress hängt von der individuellen Bewertung ab und kann von jedem anders interpretiert werden.[30] Sobald man das Gefühl hat, dass eine Situation die eigene Bewältigungsstrategie überschreitet gerät man in Stress. Die Situation ist als solche gar nicht entscheidend, sondern wie man die Situationserfordernis und die eigenen Fähigkeiten bewertet. Viele Pflegekräfte sehen bedingt durch Personalmangel und immer wieder neue Situationen in ihrem Arbeitsalltag nicht gelassen entgegen. Das bedingt, dass sie schon unter Anspannung auf der Arbeit erscheinen. Viele der Beschäftigten geben an, dass sie psychischen Belastungen und Stress am Arbeitsplatz ausgesetzt sind und zusätzlichen Druck unterliegen, weil sie ihre Aufgaben nicht selbst bestimmen oder einteilen können. Sie klagen unter anderem über Überforderung, Zeitdruck, Störungen. Aufgaben müssen oft nach der Arbeit erledigt werden. Gerade in Pflegeberufen, leidet mehr als die Hälfte aller Pflegekräfte unter dem Stress. Auslösende Faktoren sind neben dem Personalmangel auf Station, die steigende Bürokratie und damit verbundene Dokumentation, sowie Arbeitsverdichtung und die fehlende Zeit Patienten

---

[28] *Vgl. https://www.barmer.de/gesundheit-verstehen/stress/tipps-gegen-stress-am-arbeitsplatz-96732, Zugriff am 20.02.2020*

[29] Vgl. *Wagner- Link, Angelika:* Aktive Entspannung und Stressbewältigung, Wirksame Methoden für Vielbeschäftigte; 6. Auflage S.8

[30] *Vgl.* Wagner- Link, Angelika: Aktive Entspannung und Stressbewältigung, Wirksame Methoden für Vielbeschäftigte; 6. Auflage. S.19

gerecht zu werden.[31] Häufig kommt es zu körperlichen Beschwerden wie Kopf- oder Rückenschmerzen, Migräne, Schlafstörungen.[32] Über Psychische Symptome wie Konzentrationsstörungen, Niedergeschlagenheit, Nervosität oder Burn Out klagen etwa ein Drittel der Mitarbeiter in Pflegeeinrichtungen.[33]

2.4 Stressbewältigung im Arbeitsalltag

Nur für jede*n zehnten Mitarbeiter*in im Pflegesektor spielt Sport oder Entspannungsübungen eine entscheidende Rolle, wenn es um die gesunde Stressverarbeitung geht.[34] Ressourcen wie der Austausch im kollegialen Umfeld, Rauchen oder Essen stehen da höher im Kurs.[35] Alarmierend ist die Zahl der Pflegekräfte die

---

[31] Vgl. *https://www.springerpflege.de/rahmenbedingungen/stress-pflegekraefte-leiden-koerperlich-und-seelisch/13306996, Zugriff am 21.02.2020*

[32] Vgl. *https://www.springerpflege.de/rahmenbedingungen/stress-pflegekraefte-leiden-koerperlich-und-seelisch/13306996, Zugriff am 21.02.2020*

[33] Vgl. *https://www.springerpflege.de/rahmenbedingungen/stress-pflegekraefte-leiden-koerperlich-und-seelisch/13306996, Zugriff am 21.02.2020*

[34] Vgl. *https://www.springerpflege.de/rahmenbedingungen/stress-pflegekraefte-leiden-koerperlich-und-seelisch/13306996, Zugriff am 21.02.2020*

[35] Vgl. *https://www.springerpflege.de/rahmenbedingungen/stress-pflegekraefte-leiden-koerperlich-und-seelisch/13306996, Zugriff am 21.02.2020*

regelmäßig Suchtmittel verwendet. Immerhin rund 8% der Pfleger*innen greifen regelmäßig zu Medikamenten, um zur Ruhe zu kommen.[36]

Um Stress zu vermeiden, wünschen sich die Pflegekräfte neben mehr Personal und Zeit auch Angebote der Kliniken um zu Entspannen.[37]

2.5 Betriebliches Gesundheitsmanagement (BGM)

Der Begriff Betriebliches Gesundheitsmanagement wird zunächst in seinen Wortbestandteilen betrachtet. Etabliert hat sich die Definition von Gesundheit als „Zustand des vollständigen, körperlichen, psychischen und sozialen Wohlbefinden und nicht nur das Freisein von Krankheit und Gebrechen.[38] Unter Management (zu Deutsch ‚Führung') versteht man die „auf Planungsprinzipien und Zielvorstellungen beruhende Gestaltung betrieblicher Abläufe, Aufbaustrukturen und Zuständigkeiten."[39] Ein Managementsystem ist damit als inhärenter Bestandteil mit dem gesamten Unternehmen verknüpft. Das Betriebliche Gesundheitsmanagement umrahmt ein neues Konstrukt und ist für das systematische Strukturieren und Evaluieren einzelner gesundheitsförderlicher Maßnahmen mit dem Ziel der Steigerung der Mitarbeitergesundheit da. Zudem soll die Leistungsfähigkeit gesteigert und Fehlzeiten gesunken werden. Zu den Maßnahmen des BGM zählen unteranderem Gesundheitsanalysen, Mitarbeiterbefragungen, betriebliche

---

[36] *Vgl.*
  https://www.dhs.de/fileadmin/user_upload/pdf/Broschueren/Unabhaengig_im_Alter_Informationen_Altenpflege.pdf, Zugriff am 21.02.2020

[37] *Vgl.*
  https://www.dhs.de/fileadmin/user_upload/pdf/Broschueren/Unabhaengig_im_Alter_Informationen_Altenpflege.pdf, Zugriff am 21.02.2020

[38] *Vgl.*
  http://gesundheitsmanagement.kenline.de/html/definition_gesundheit_krankheit.htm, Zugriff am 22.02.2020

[39] *Vgl. https://bwl-wissen.net/definition/ablauforganisation, Zugriff am 22.02.2020*

Gesundheitstage oder Schulungsangebote zur Verbesserung der Gesundheit.[40] Es ist die Aufgabe des BGM die Mitarbeiter*innen im beruflichen Alltag hinsichtlich ihrer Gesundheit zu unterstützen und ihnen die Verantwortung seitens der Erhaltung der eigenen Gesundheit bewusst zu machen. Der Ansatz des BGM fungiert als Bindeglied zwischen der wirtschaftlichen und sozialen Sicherheit eines Unternehmens. Dabei wird der Wert Gesundheit als betriebswirtschaftliches Ziel definiert und in der Unternehmenspolitik verankert. Aber auch mit Blick auf die Alterung der Belegschaft, steigende Zahl chronisch Kranker, sowie das angehobene Berentungsalter ist die Einführung eines nachhaltigen Betrieblichen Gesundheitsmanagement eine notwendige Innovation in die Zukunft.[41] Das Betriebliche Gesundheitsmanagement verfolgt dabei zwei Strategien. Zu einem die Strategie der Verhältnisprävention.[42] Verhältnisprävention ist auf gesundheitsförderliche Veränderungen der Arbeits- und Organisationsgestaltung ausgelegt.[43] Verhaltensprävention ist die zweite Strategie im BGM, sie beschäftigt sich mit der Befähigung zu einem gesundheitsförderlichen Verhalten.[44]

2.6 Rauchentwöhnungsprogramm

Dem Nikotin kommt eine entscheidende Bedeutung beim Rauchen zu, es bildet die zentrale psychoaktive Substanz im Tabakrauch. Wenige Sekunden nach dem ersten Zug bewirkt Nikotin eine angenehme, wenn auch nur kurze Stimulation von Körper und

---

[40] Vgl. *https://www.gesundheitsmanagement24.de/praxiswissen-gesundheitsmanagement/definition-betriebliches-gesundheitsmanagement/, Zugriff am 22.02.2020*

[41] Vgl. *https://www.aerzteblatt.de/archiv/58590/Betriebliches-Gesundheitsmanagement-Lohnende-Investition-in-die-Gesundheit-der-Mitarbeiter, Zugriff am 22.02.2020*

[42] Vgl. *https://www.ukbw.de/sicherheit-gesundheit/aktuelles/fachthemen/gesundheit-im-betrieb/was-ist-betriebliches-gesundheitsmanagement-bgm/, Zugriff am 20.02.2020*

[43] Vgl. *https://www.ukbw.de/sicherheit-gesundheit/aktuelles/fachthemen/gesundheit-im-betrieb/was-ist-betriebliches-gesundheitsmanagement-bgm/, Zugriff am 20.02.2020*

[44] Vgl. *https://www.ukbw.de/sicherheit-gesundheit/aktuelles/fachthemen/gesundheit-im-betrieb/was-ist-betriebliches-gesundheitsmanagement-bgm/, Zugriff am 20.02.2020*

Psyche.[45] In bestimmten Gefühlslagen und sozialen Situationen wird der Raucher die Nikotinzufuhr erneuern. Somit bahnen sich Gewohnheitsbildung und pharmakologische Abhängigkeit an. Der Rauchprozess kann nur noch alleine vom Raucher gesteuert werden. Durch Komponenten wie Gewohnheiten, positive Konsequenzen und Nikotin wird das Rauchen bekräftigt und aufrechterhalten. Um nicht alleine zu sein während des Prozesses mit dem Rauchen aufzuhören, gibt es extra Rauchentwöhnungsprogramme. Eine erfolgreiches Rauchentwöhnungsprogramm nimmt Einfluss auf die drei Komponenten und zeigt dem Raucher Wege mit den oben aufgeführten Komponenten umzugehen. Darüber hinaus macht sie den aufhörwilligen Raucher widerstandsfähiger gegenüber Werbung und sozialem Druck.

Nichtraucher zu werden ist ein Lernprozess, den viele Raucher mehrmals durchlaufen. Klar ist aber auch, dass nur die Raucher*innen, die die Willenskraft haben aufzuhören, wirklich erfolgreich sein werden. Oft braucht man für das Problembewusstsein bis zur endgültigen Verhaltensänderung einen „langen Atem".

Um langfristig erfolgreich Nichtraucher zu werden, sind vier Schritte von hoher Relevanz. Der erste Schritt ist das Aufhören zu überdenken, gefolgt vom Entschluss fassen das Vorhaben durchzuziehen. Im dritten Schritt geht es darum das Rauchen aufzuhören. Der letzte Schritt beschäftigt sich mit der Festigung, Rückfälle sollen bewältigt werden und das Ziel des Nichtrauchers erreicht werden.[46] Während der verschiedenen Phasen wird über das Verhalten und deren Gründe diskutiert, weshalb man raucht. Die Suchterkrankten nehmen das Rauchen gar nicht als ungesund wahr. Oft überwiegen die positiven Komponenten, wie soziale und kommunikative Aspekte.[47]

---

[45] *Vgl.*
  https://www.bundesaerztekammer.de/fileadmin/user_upload/downloads/FreiTabak3.pdf, Zugriff am 20.02.2020

[46] *Vgl.*
  https://www.bundesaerztekammer.de/fileadmin/user_upload/downloads/FreiTabak3.pdf, Zugriff am 24.02.2020

[47] *Vgl. dkfz:* Leitfaden zur Kurzintervention bei Raucherinnen und Rauchern, S. 14

Zahlreiche Raucher*innen stufen ihren täglichen Zigarettenkonsum als Genussmittel ein, dabei ist den meisten nicht bewusst, dass sie sich einer Tabakabhängigkeit befinden. Rauchentwöhnungsprogramme müssen den Konsumenten ihre Abhängigkeit erst einmal bewusst machen. Erst wenn die Raucher*innen erkannt haben das sie zum Beispiel einen starken Wunsch oder Zwang haben Tabak zu konsumieren, ihre Toleranzentwicklung in der letzten Zeit gestiegen ist oder sie im schlimmsten Fall trotz nachweislichen Folgeschäden weiter Zigaretten konsumieren, kann eine Intervention wirksam durchgeführt werden. Ohne den Willen erfolgreich mit dem Rauchen aufzuhören, wird es immer wieder Rückfälle geben.[48]

Nach erfolgreicher Durchführung des Programms werden regelmäßig Termine zur Evaluation der Ergebnisse angesetzt. Der erste Termin findet nach 4. Wochen statt, es wird über die letzten Wochen ohne Zigarette gesprochen, die Entwicklung der Gefühlslage. In welchen Situationen der Drang eine Zigarette zu konsumieren besonders groß war und wie man damit umgangen ist. Gab es Rückfälle? Was waren die Auslöser hierfür? Die Situationen werden genauestens analysiert und der Betroffene wird dazu angeregt, sowie unterstützt Lösungen zu suchen.

3. Erläuterung zur Forschung

3.1 Fragestellung

Die erste Phase des Projekts beschäftigt sich mit den Fragen, wie hoch die Raucherquote der Beschäftigten auf der Intensivstation und Notfallambulanz ausfällt und wie sie das Stresslevel der Station empfinden. Darüber hinaus geht es darum, wie man eine Akzeptanz zur Prävention und Reduktion von Tabakkonsum schaffen kann. Anschließend wird in der zweiten Phase geklärt, wie man mit Stresssituationen umgehen

---

[48] Vgl. dkfz: *Leitfaden zur Kurzintervention bei Raucherinnen und Rauchern, S. 18*

kann und welche Ressourcen einem für einen gesünderen, bewussteren Lebensstill zur Verfügung stehen und wie diese nutzbar sind.

Folgende Fragestellungen werden untersucht:

1) Wie hoch ist die Raucherquote der Mitarbeiter der Intensivstation und der Notfallambulanz?
2) Wie viele Zigaretten raucht man währende einer Schicht?
3) Wie bewerten Raucher und Nichtraucher, dass Stresslevel der Station?
4) Wie muss ein Konzept zur Prävention und Reduktion von Tabakkonsum gestaltet sein, um von den Mitarbeitern der Intensivstation und Notfallambulanz akzeptiert zu werden? Wie werden insbesondere die rauchenden Beschäftigten erreicht?
5) Wie schafft man einen bewussten Umgang mit Stresssituationen? Welche Ressourcen stehen jedem Mitarbeiter zur Verfügung?
6) Wie sind die Ressourcen für einen gesünderen, bewussteren Lebensstill für jeden Beschäftigten der Intensivstation und Notfallambulanz nutzbar?
7) Gibt es Unterschiede in den Bewertungen zwischen Rauchern und Nichtraucher, die darauf hinweisen würden, dass für die Gruppen unterschiedliche Konzeptinhalte bezüglich einer Prävention angebracht wären?
8) Welches Stressventil nehmen die Nichtraucher für sich in Anspruch?

3.2 Welches Grundlagen Design eignet sich

Mit Hilfe der qualitativen Datenerhebung wird die Vorgehensweise für die empirische Hypothese dieser Forschungsarbeit im folgenden Teil genauer dargestellt und begründet.

3.3 Welches Datenerhebungsmethode und welche Instrumente eignen sich

Als Teil der Umfrage werden Mitarbeiter*innen der Intensivstation und der Notfallambulanz ausgewählt, die am Krankenhaus der Augustinerinnen in Köln arbeiten. Mittels eines Fragebogens, wird geklärt wie viele Mitarbeiter Rauchen und aus welchen Gründen. Anhand der Daten aus vorgefertigten Antwortmöglichkeiten kann eine Statistik erstellt werden. Ebenso fließen Daten aus Beobachtungen über die Rauchintervalle ein.

3.4 Wie erfolgt der Feldzugang/ welche Stichprobe/-größe

Die betreuenden Kräfte der Forschungsarbeit begeben sich „ins Feld" und nehmen an der stationsinternen Interaktion teil, durch teilnehmende Beobachtung und führen Gespräche mit den Mitgliedern der Stationen. Dabei kann der Kontakt zu den Mitarbeitern unterschiedlich gestaltet werden. Angefangen von einmaligen Gesprächen bis zu einem längerfristigen Aufenthalt mit entsprechender Beziehungsentwicklung. In den Gesprächen geht es um die subjektiven Gründe, die die Mitarbeiter*innen zu ihrem Rauchverhalten angeben. Die Art und Weise des Kontaktaufbaus, Reaktionen und verschiedene Kontaktqualitäten können wesentliche Charakteristika, Konzepte, Haltungen widerspiegeln. Um möglichst genau analysieren zu können und Schlussfolgerungen daraus zu ziehen, werden die Umstände des Rauchverhaltens, die Intervalle und die Situationen in denen geraucht wird beobachtet. Den auch aus diesen kontextuellen Bedingungen und deren Veränderungen können höchst informativ für die interessierende Forschungsfrage sein.

Die Stichprobengröße bezieht sich auf die rauchenden Mitarbeiter*innen der Ambulanz und Intensivstation.

3.5 Welche Auswertungsmethode ist geplant/ weist die größte Sinnführung auf

Die Auswertung stützt sich auf die Interpretation der Interview Transkripte, Beobachtungsprotokolle und der Analyse des Fragebogens. Dabei erweist sich das Kodier verfahren der Grounded Theory als nützlich, bei dem das offene Kodieren am Anfang steht. Man sammelt kleinste Textausschnitte, selektiert und fokussierte diese nach relevanten Aussagen. Mit Hilfe des axialen Kodierens werden die Kodierungen verfeinert und ausdifferenziert, um den Status von Kategorien zu erheben. Im Anschluss sollen theorierelevante Fragen an die auszuwertenden Texte gestellt werden und in Kategorien unterteilt (z.B. Rauchverhalten, Alter, Stellenanteil, seit wann Raucher, Pack-Years.[49]

---

[49] Vgl. *https://www.aerzteblatt.de/archiv/172341/Lungenkrebsscreening-Wann-und-fuer-wen, Zugriff 20.02.2020*

Während der Endphase des Forschungsprozesses beginnen die Projektbetreuer*innen auf Basis der erstellten Kategorien mit dem selektiven Kodieren, um das zentrale Konzept des theoretischen Modells zu identifizieren. Hier werden die Kernkategorien gebildet und alle zu behandelnden Themen angeordnet. Abschließend wird ein Ergebnisbericht schriftlich verfasst und mit den Teilnehmern durchgegangen.

3.6 Ethische Aspekte

Ethische Aspekte werden in dieser Forschungsarbeit nicht berücksichtigt. Jeder Mitarbeiter wird Chancengleich behandelt und erhält die gleichen Zugangsmöglichkeiten zur Teilnahme an den angebotenen Maßnahmen, sobald der Forschungsprozess abgeschlossen ist.

3.7 ggf. Finanzierungsaspekte

Es ist zu berücksichtigen, dass für die Finanzierung eines solchen Konzepts immense Kosten anfallen. Bereits bevor mit der Schulung zur Rauchentwöhnung begonnen werden kann, müssen Statistiker, Personal - welches die Forschung durchführt, und Material finanziert werden. Sobald der Forschungsprozess abgeschlossen ist, muss nach geeigneten Dienstleistern gesucht werden, die ein entsprechendes Konzept für das Krankenhaus und deren Mitarbeiter*innen anbieten. Schulungsräume müssen geschaffen und Schulungsmaterial erworben werden.

4. Durchführung, Arbeits- und Zeitplan

Die Projektphase umfasst 1 ½ Jahre. In der Abbildung 1 ist das Design graphisch dargestellt. Ziel der ersten Projektphase ist die Entwicklung eines umsetzbaren und gut akzeptierten Gesamtkonzepts, welches auf der Literaturrecherche und Gesprächen mit Klinik- sowie Pflegedienstleitung basiert. Zudem werden die Daten der Mitarbeiter mittels eines standardisierten Fragebogens erhoben. Im nächsten Schritt wird das Projekt bei den Mitarbeitern der Intensivstation und

Notfallambulanz erprobt. Die summative Evaluation wird in Form einer clusterrandomisierten Kontrollgruppenstudie durchgeführt. Die Hauptzielgröße richtet sich hier nach den rauchenden Mitarbeitern nach 6 und 9 Monaten nach Implementierung des Projekts. Die Zahlen werden mit den Stationen verglichen, die nicht am Projekt teilgenommen haben und schlussendlich ausgewertet.

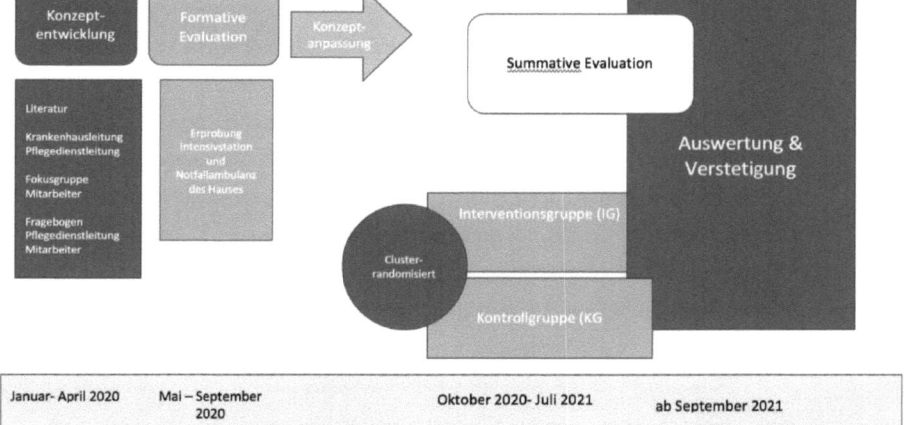

5. Erstellen eines Finanzplans

Die Kosten des Projekts werden zu 100% vom Arbeitgeber, hier das Krankenhaus der Augustinerinnen getragen. Dem Haus ist es ein Anliegen, dass dessen Mitarbeiter vor den möglichen Spätfolgen einer jahrelangen Rauchsucht geschützt werden. Die Kosten des Pilotprojekts werden während der Forschung auf etwa 50.000€ kalkuliert. Darin enthalten sind die Kosten für die Statistiker (25.000€), die die Informationen und Fragebögen auswerten und interpretieren. 10.000€ stehen für die beiden Mitarbeiter zur Verfügung, welche den Interviews, Teilnehmenden Beobachtungen und Fragebögen nachkommen, darin mit eingerechnet sind die Personalkosten für 3 Monate. Für die Entwicklung eines Rauchentwöhnung Konzepts werden 15.000€ angesetzt. Davon werden Dozenten, Räumlichkeiten, Informationsmaterial und Materialien für die Schulungen finanziert.

Nach Ausweitung auf andere Stationen des Hauses vervierfachen sich die Kosten, auf circa 200.000€. Jedoch verspricht man sich, durch dieses Projekt weniger Kosten für Krankheitsausfälle.

6. Reflexion und Überprüfung der geplanten Forschung

Die Signifikanz des Themas „Betriebliches Gesundheitsmanagement im Krankenhaus- wie Pflegekräfte zum Nichtrauchen motiviert werden" wird in unserer heutigen Gesellschaft immer bedeutender. Um die Relevanz des Themas zu kennzeichnen wird mithilfe von persönlichen Interviews die qualitative Datenerfassung durchgeführt. Die Mitarbeiter*innen der Forschung können so einen gezielten Zugang zu dem rauchenden Mitarbeiter*innen erlangen, sowie deren Wünsche und Anregungen an den Arbeitgeber herantragen. Anhand der teilnehmenden Beobachtung der Mitarbeiter*innen durch die Forscher*innen erfolgt eine unreflektierte Einschätzung der Situation eines Dritten. Auf dieser Basis, können nicht nur Maßnahmen zur Rauchentwöhnung entwickelt und durchgeführt werden. Sondern auch Stresssituationen, durch optimierende Veränderungen und verbesserte Stationsabläufe, vermieden werden. Da der Stationsalltag von Intensivstationen ebenso wenig planbar ist, wie der einer Ambulanz, fällt es schwer das perfekte Konzept zur Stressvermeidung zu entwickeln. Die Mitarbeiter*innen der Forschung sollten daher mehrere Stressabbau Optionen entwickeln und dem gesamten Personal präsentieren, bzw. dieses darin schulen, den optimalen Lösungsansatz für sich persönlich zu finden.

Für das rauchende Pflegepersonal werden verschiedene Maßnahmen zur Rauchentwöhnung ausgesucht und auf jeden einzelnen Mitarbeiter*in individuell ausgewählt und angefertigt. Besonders relevant ist eine regelmäßige Evaluation der persönlichen Erfolgskontrolle, in Form von Gesprächen und/oder Fragebögen. Solch eine Erfolgskontrolle wird erstmals vier Wochen nach Programmabschluss durchgeführt. Jeder weitere Check erfolgt nach Ende eines Quartals.

Anhang:

Liebe Mitarbeiter und Mitarbeiterinnen,

zusammen mit dem Krankenhaus der Augustinerinnen führe ich eine Studie zum Rauchverhalten der Mitarbeiter*Mitarbeiterinnen auf der Intensivstation und der Notfallambulanz durch. Gemeinsam mit Ihnen wollen wir ihre Gesundheit verbessern und als gutes Beispiel für unsere Patienten vorangehen. Aus diesem Grund arbeiten wir an einem Präventionskonzept, um sie adäquat auf dem Weg zum Rauchfreien Leben zu begleiten.

Je detaillierter Sie uns beschreiben, was wir verbessern können, umso mehr profitieren wir gemeinsam.

Darum jetzt schon einmal vielen Dank für Ihre Teilnahme.

Diese Umfrage beinhaltet Fragen zu Ihrer persönlichen Lebenssituation. Das Ausfüllen des Fragenbogens wird maximal zehn Minuten in Anspruch nehmen. Ihre Daten werden selbstverständlich vertraulich behandelt, es können keine Rückschlüsse zu Ihrer Person gezogen werden.

Wir möchten Sie darauf hinweisen, dass die Befragung ausschließlich wissenschaftlichen Zwecken dient.

Sollten Sie weitere Informationen benötigen oder Rückfragen beim Beantworten des Fragebogens haben, können Sie uns gerne über die E-Mail-Adresse XX kontaktieren.

Mit freundlichen Grüßen,

Linda Bödefeld

Allgemeine Angaben:

Alter: _____	Stellenanteil: ☐ 1-30%
Geschlecht ☐ männlich ☐ weiblich ☐ diversity	☐ 31-50% ☐ 51-80% ☐ 81-100%

1. Leiden Sie oft unter Stress auf der Arbeit?

a) Ja
● 2
Punkte

b) Nein
● 1
Punkt

2. Belastet sie der Arbeitsstress auch nach Feierabend?

a) Ja
● 2
Punkte

b) Nein
● 1
Punkt

3. Wie wirken Sie dem Stress auf der Arbeit entgegen?

a) Rauchen
● 3
Punkte

b) Süßigkeiten
● 2
Punkte

c) Sport und Autogenes Training
● 0
Punkte

4. Welche Aussage trifft am ehesten auf Sie zu?

a) Ich habe nie geraucht

b) Ich rauche aktuell nicht, habe aber geraucht und vor mehr als
einem Jahr damit aufgehört?

c) Ich rauche aktuell nicht, habe aber geraucht und in den
letzten 12 Monaten damit aufgehört.
Wenn Sie a), b) oder c) angekreuzt haben, ist dieser
Fragebogen für Sie hier bereits zu Ende

d) Ich rauche hin und wieder, aber nicht täglich

e) Ich rauche täglich

f) Rauchen Sie E-Zigarette?

**5. Wann rauchen Sie ihre erste Zigarette nach dem
Aufwachen?**

a) Innerhalb von 5 Minuten
3
Punkte

b) Innerhalb von 6-30 Minuten
2
Punkte

c) Innerhalb von 31-60 Minuten
1
Punkt

d) Es dauert länger als 60 Minuten
0
Punkte

**6. Finden Sie es schwierig, Orten wo das Rauchen verboten
ist (z.B. in Kneipen, Kirche, Kino, usw.) auf das Rauchen
zu verzichten?**

a) Ja
1
Punkt

b) Nein
2
Punkte

7. Auf welche Zigarette würden Sie nicht verzichten wollen?

a) Die erste nach dem Aufstehen ● 1
    Punkt

b) Eine andere ● 0
    Punkte

8. Wie viele Zigaretten rauchen Sie pro Tag?

a) Mehr als 30 ● 3
    Punkte

b) 21-30 ● 2
    Punkte

c) 11-20 ● 1
    Punkt

9. Wie groß ist Ihr Wunsch, mit dem Rauchen aufzuhören?

a) Sehr groß ●

b) Eher groß ●

c) Eher klein ●

d) Sehr klein ●

Literaturverzeichnis:

Bundesärztekammer; Kassenärztlichen Bundesvereinigung: FREI von TABAK – Ein Stufenprogramm zur Rauchberatung und Rauchtherapie in der Arztpraxis, 3. Auflage, S.2/3

dkfz: Die Rauchersprechstunde- Beratungskonzepte für Gesundheitsberufe, Band 1, S. 18

dkfz: Leitfaden zur Kurzintervention bei Raucherinnen und Rauchern, S. 14

Gert Kaluza: Stressbewältigung – Trainingsmanual zur psychologischen Gesundheitsförderung, S.3-11

Wagner- Link, Angelika: Aktive Entspannung und Stressbewältigung, Wirksame Methoden für Vielbeschäftigte; 6. Auflage

Internetverzeichnis:

Badura, Bernhard; Walter, Uta (2018): Betriebliches Gesundheitsmanagement: Lohnende Investition in die Gesundheit der Mitarbeiter, <https://www.aerzteblatt.de/archiv/58590/BetrieblichesGesundheitsmanagement Lohnende-Investition-in-die-Gesundheit-der-Mitarbeiter> [Zugriff 2020-02-22]

Barmer GEK (2019): Tipps gegen Stress am Arbeitsplatz, <https://www.barmer.de/gesundheit-verstehen/stress/tipps-gegen-stress-am-arbeitsplatz-96732> [Zugriff 2020-02-20]

Buschek, Nina (2018): Krank durch Zigaretten - Zerstörte Lungen, kaputte Zähne, <https://www.sueddeutsche.de/gesundheit/krank-durch-zigaretten-zerstoerte-lungen-kaputte-zaehne-1.1736203> [Zugriff 2020-02-20]

BWL Wissen (2016): Ablauforganisation, <https://bwl-wissen.net/definition/ablauforganisation> [Zugriff 2020-02-22]

DBfK (2015): Spielen Pflegekräfte mit ihrer Gesundheit?,<https://www.hcm-magazin.de/spielen-pflegekraefte-mit-ihrer-gesundheit/150/10739/297220> [Zugriff 2020-01-20]

Deutsche Hauptstelle für Suchfragen e.V. (2013): Alkohol, Medikamente, Tabak: Informationen für die Altenpflege, <https://www.dhs.de/fileadmin/user_upload/pdf/ Broschueren/Unabhaengig_im_Alter_Informationen_Altenpflege.pdf> [Zugriff 2020-02-21]

Fricke, Anno (2019): Rauchen ist das Laster der Pflegekräfte, <https://www.aerztezeitung.de/Wirtschaft/Rauchen-ist-das-Laster-der-Pflegekraefte-253401.html> [Zugriff 2020-01-20]

Hollersen, Wiebke (2018): Nichtraucherland Deutschland? Von wegen, , <https://www.welt.de/gesundheit/article175163203/Noch-immer-rauchen-28-Prozent-der-Deutschen.html> [Zugriff 2020-02-20]

Kauczor, Hans-Ulrich; Hoffmann, Hans (2015): Lungenkrebsscreening: Wann und für wen? <https://www.aerzteblatt.de/archiv/172341/Lungenkrebsscreening-Wann-und-fuer-wen> [Zugriff 2020-02-20]

Stalter, Stephanie (2014): 110.000 Tote pro Jahr in Deutschland, <https://www.feelok.de/de_DE/jugendliche/themen/tabak/interessante_themen/gesundheit_folgeschaeden/leben_und_tod/tote-tabak-deutschland.cfm> [Zugriff 2020-02-20]

SpringerPflege (2017): Stress: Pflegekräfte leiden körperlich und seelisch, <https://www.springerpflege.de/rahmenbedingungen/stress-pflegekraefte-leiden-koerperlich-und-seelisch/13306996> [Zugriff 2020-02-21]

UBGM (2019): Definition Betriebliches Gesundheitsmanagement (BGM), <https://www.gesundheitsmanagement24.de/praxiswissen-gesundheitsmanagement/definition-betriebliches-gesundheitsmanagement/> [Zugriff 2020-02-22]

UKBW (2019):Was ist Betriebliches Gesundheitsmanagment (BGM)?, <https://www.ukbw.de/sicherheit-gesundheit/aktuelles/fachthemen/gesundheit-im-betrieb/was-ist-betriebliches-gesundheitsmanagement-bgm/> [Zugriff 2020-02-22]

Rummel, Christina (2017): Zum Welt-Nichtrauchertag 2017: Rauchen macht arm!, <https://www.dhs.de/fileadmin/user_upload/pdf/news/PM_Weltnichtrauchertag.pdf> [Zugriff 2020-02-20]

Weltgesundheitsorganisation (1948): Definition Gesundheit, <http://gesundheitsmanagement.kenline.de/html/definition_gesundheit_krankheit.htm> [Zugriff 2020-02-22]

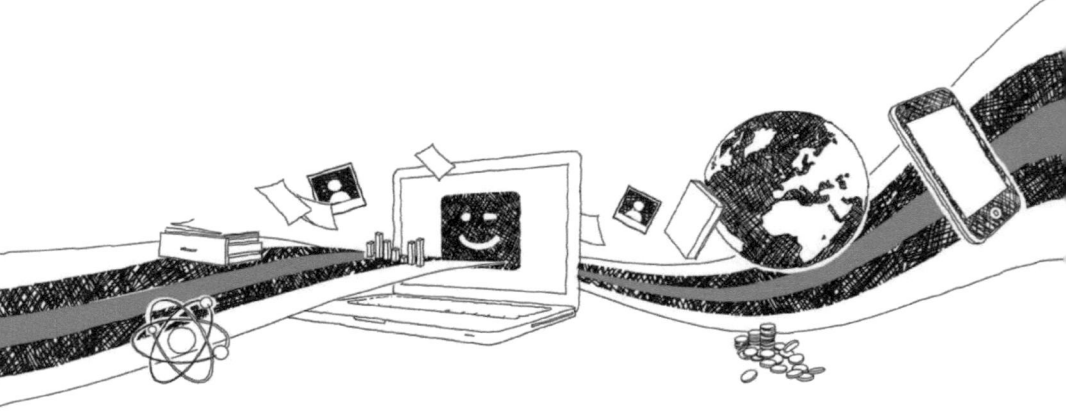
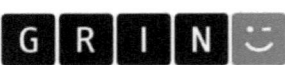